Fit for your life

Gesund abnehmen durch Ausdauersport

by Martina Brunnert

Erstveröffentlichung November 2015

Impressum:

Martina Brunnert

Harreweg 10A

26133 Oldenburg

E-Mail-Adresse: first.step@gmx.de

Rechtliche Hinweise:

Alle Angaben zu diesem Buch wurden mit größter Sorgfalt recherchiert, dennoch sind Fehler nicht ganz auszuschließen. Die Autorin übernimmt keine juristische Verantwortung oder Haftung für Schäden, die durch eventuell verbliebene Fehler entstehen.

Dieses Werk ist urheberrechtlich geschützt, auch die der Übersetzung, des Nachdrucks und der Vervielfältigung des Titels oder Teilen daraus.

Für alle Links gilt: Ich möchte ausdrücklich betonen, dass ich keinerlei Einfluss auf die Gestaltung und die Inhalte der gelinkten Seiten habe. Deshalb distanziere ich mich hiermit ausdrücklich von allen Inhalten aller gelinkten Seiten. Und ich mache mir deren Inhalte nicht zu Eigen. Diese Erklärung gilt für alle in meinem Buch ausgebrachten Links und für alle Inhalte der Seiten, zu denen die Banner führen.

Einleitung

Obwohl ich nicht unsportlich bin und einmal in der Woche Nordic-Walking mache und täglich mit dem Fahrrad unterwegs bin, habe ich am eigenen Leib erfahren müssen, dass meine Ausdauer grottenschlecht ist. Ich bin siebenundvierzig Jahre alt und habe eine sitzende Tätigkeit. Daher fahre ich so oft wie möglich mit dem Rad zur Arbeit. Trotzdem fehlt es mir an Kondition, wie ich neulich, bei einem Indoor-Cycling Event, schmerzlich feststellen musste. Nach einer Stunde, bin ich beinahe ohnmächtig und völlig entkräftet vom Rad gefallen. Im letzten Jahr habe ich zwei Stunden hintereinander gefahren und war längst nicht so fertig wie dieses Mal. Wie soll denn das in den nächsten Jahren werden? Dieser Gedanke war sehr erschreckend für mich. Ich möchte ja auch, wenn ich alt bin, fit und aktiv am Leben teilnehmen. Und nur wer immer und regelmäßig etwas für seine Gesundheit tut, kann auch später im Alter noch viel erleben und mit den Jüngern mithalten. Daher habe ich mich dazu entschlossen etwas für meine Ausdauer zu tun. Nun bin ich weit entfernt davon, weder dick noch pummelig zu sein, dennoch habe ich einige Pfunde zu viel auf den Rippen, die ich gerne loswerden möchte. Die Lösung war so einfach, wie auch befremdend – Joggen. Nun muss man wissen, ich bin eigentlich nicht der potenzielle Jogging Typ. Dennoch wollte ich es jetzt wissen. Viele andere laufen ja auch. Überall gibt es Lauf-Treffs. Volksläufe boomen und erfreuen sich steigender Beliebtheit. Dann kann ich das auch! Mein Ziel ist es, mindestens fünf Kilometer am Stück zu joggen und mindestens fünf Kilo abzunehmen, bis zu meinem nächsten Geburtstag im August. Das sind, von heute an, in gut zwei Monate. Ich werde ein Lauf-Tagebuch führen und somit alle Höhen und Tiefen festhalten.

Ich würde mich freuen, wenn Sie mich auf meine Reise begleiten würden. Zu zweit ist es ja immer schöner und leichter.

Warum ausgerechnet Joggen?

Sie fragen sich sicherlich, warum ich ausgerechnet Joggen für mich als Ausdauersport ausgesucht habe, wo das Joggen doch so gar nicht mein Ding ist. Sonst hätte ich damit ja schon früher angefangen. Hatte ich auch. Ich habe immer wieder mal angefangen aber immer schnell aufgegeben. Weil ich zu viel auf einmal wollte, zu schnell gelaufen bin und viel zu früh aufgegeben habe. Das Aufgeben liegt mir nicht so gut. Es wurmt mich, wenn ich wegen meinem inneren Schweinehund etwas nicht hinbekomme. Zum anderen mag ich es nicht, in einem Verein, zu einer bestimmten Zeit, Sport zu machen. Die Zeit wann ich Laufen möchte, kann ich mir selber festlegen und kann diesen

Sport überall ausüben. Sind wir mal ehrlich, laufen ist eine natürliche angeborene Bewegungsform. Was sind wir als Kinder gelaufen! Außerdem ist der Laufsport ein recht preiswerter Sport mit wenig Ausrüstung. O.K. auch in diesem Sport kann man für die Kleidung jede Menge Geld ausgeben. Aber für den Anfang benötigt man nicht viel. Das Einzige, was wirklich, wirklich wichtig und notwendig ist, sind geeignete Sportschuhe. Der Gesundheit zu liebe. Was nützt uns Ausdauer, wenn unsere Knie beim Laufen schmerzen und wir deswegen diesen Sport aufgeben müssen.

In dem Zeitalter der Technisierung und der Automation wird unsere Bewegung immer mehr eingeschränkt. Unser Körper hat sich aber noch nicht an den stetig steigenden Bewegungsmangel angepasst. Das macht uns auf die Dauer krank. Wir sitzen uns regelrecht kaputt. Zur Vorbeugung gegen Herz-Kreislauf-Krankheiten, die der Bewegungsmangel hervorrufen kann, ist der Ausdauersport „Joggen" hervorragend geeignet. Das Ausdauertraining wirkt sich auf das Herz-Kreislaufsystem, die Atmung und den Stoffwechsel im Allgemeinen positiv aus. Immerhin ernähren wir uns meistens zu fett, haben Stress im Alltag, wir konsumieren Nikotin-und Alkohol und bewegen uns, wie oben schon erwähnt, viel zu wenig. Durch das Laufen trainieren wir unseren wichtigsten Muskel – das Herz. Der trainierte Läufer hat ein größeres Herzvolumen und einen kräftigeren Herzmuskel und ist dadurch Leistungsfähiger. Je größer unser Sportherz ist, desto weniger muss es

arbeiten, im Gegensatz zum untrainierten
„Büro-Herz"

Beim Ausdauersport bleibt die Elastizität
und die Durchlässigkeit der Arterien,
erfahrungsgemäß bis ins hohe Alter,
erhalten. Der Blutdruck normalisiert sich,
der ganze Körper wird dadurch besser
mit Sauerstoff und Nährstoffen versorgt.
Die Lungenkapazität wird vergrößert,
wodurch eine gute Sauerstoffversorgung
für den ganzen Körper gewährleistet wird.

Für mich gibt es aber noch einen
wichtigen Aspekt, warum ich
ausgerechnet Laufen als Ausdauersport
ausgewählt habe – meine
Speckpölsterchen. Wie schon oben
erwähnt, habe ich noch kein
Übergewischt. Aber trotzdem ich mich, so
gesund wie möglich, ernähre und mich
bewege, wird es einfach nicht weniger.

Ich befürchte, dass mein Gewicht sogar noch mit der Zeit zunimmt. Da ich mich weder der Qualen einer Zeitschriften-Diät mit Jo-Jo-Effekt ausliefern möchte, oder wie das Michelin-Männchen aussehen möchte, muss ich mich mehr bewegen. Durch das Laufen bekommt der Körper einen guten Stoffwechsel und verbraucht besonders viele Kalorien. Laut einer Gewichtstabelle die ich in einem Artikel gelesen habe, liegt mein Idealgewicht, bei einer Körpergröße von 1,67 Meter, bei 54,6 Kg. Danach müsste ich etwas über 15 Kg abnehmen. Das ist mir eigentlich zu viel, mir würden schon fünf Kilo zu meinem Wohlfühlgewicht ausreichen.

Wenn Sie sich jetzt entschließen, mit mir zusammen etwas für die Gesundheit zu

tun, habe ich hier noch ein paar
Ratschläge, die Sie beachten sollten:

- Wenn Sie, entweder noch nie
  einen Ausdauersport gemacht,
  länger als drei Jahre überhaupt
  kein Sport gemacht haben, oder
  Sie über 40 Jahre sind, dann
  lassen Sie sich bitte bei einem Arzt
  untersuchen. Lassen Sie
  gegebenenfalls auch ein
  Belastungs-EKG durchführen.

- Laufen Sie niemals in
  Straßenschuhen oder
  ausgelatschten Sportschuhen,
  womöglich noch aus Ihrer
  Schulzeit. Sparen Sie an den
  Schuhen nicht am falschen Ende.

- Schließen Sie sich, wenn Sie mögen, einem Lauf-Treff in Ihrer Nähe an, damit Sie den Laufsport richtig erlernen und Sie nicht alleine mit Ihrem Schweinehund kämpfen müssen. Ein guter Freund oder Freundin tut es auch.

- Fangen Sie langsam an und nehmen Sie sich nur kurze Strecken vor.

- Lassen Sie den Ehrgeiz außen vor.

- Nehmen Sie sich mindestens zweimal pro Woche Zeit zum Laufen.

- Setzen Sie einen Rhythmus fest.
  Legen Sie nach jedem auf
  unbedingt einen Ruhetag ein.

- Wenn Sie in der Dunkelheit laufen,
  z. Bsp. In der Winterzeit, tragen
  Sie unbedingt einen Warnweste.
  Egal wie das aussieht oder wie Sie
  sich damit fühlen. Sicherheit geht
  vor.

- Hören Sie auf Ihr Bauchgefühl. Wir
  fühlen uns nicht jeden Tag gleich
  gut und sind auch nicht immer
  gleich belastbarer.

- Machen Sie kein Sport, wenn Sie
  krank sind oder sich krank fühlen.
  Kurieren Sie unbedingt vor dem
  Laufen Ihre Erkältung aus,

ansonsten könnte das schlimme
Gesundheitliche Folgen haben.

- Falls Sie stark übergewichtig sind,
  lassen Sie sie unbedingt vorher
  von einem Arzt durchchecken.

So, nun kann das Experiment beginnen.
Ich freue mich, dass Sie mich begleiten.

Montag, 01.06.2015 Das richtige Equipment

Der erste Schritt ist getan. Ich habe mich auf die Socken gemacht und mir vernünftige Laufschuhe gekauft. Ich kann nur jedem raten, der mit dem Laufen anfangen möchte, sich geeignete Schuhe in einem Fachgeschäft zu kaufen. Sparen Sie nicht am falschen Ende. Was nützen Ihnen billige Schuhe, wenn Sie sich damit die Füße oder die Knie ruinieren. Dadurch vermiesen Sie sich das Laufvergnügen für immer. Ich hatte eine sehr gute Fachberatung. Zuerst musste ich Schuhe und Strümpfe ausziehen und die Hose etwas aufkrempeln. Dann ging es auf ein Laufband, um meinen Laufstiel

zu analysieren. Erst langsam im
Schritttempo, dann etwas flotter im
Lauftempo. Das war gar nicht so einfach.
Ich hatte das Gefühl, das das Laufband
zu schnell ist. Vor meinem geistigen
Auge sah ich mich schon stürzen und von
Laufband nach hinten fallen. Nach
Anfänglichen Schwierigkeiten kappte das
ganz gut und ich habe diese Prozedur
ohne Peinlichkeiten oder einer größeren
Blamage hinter mich gebracht. Mein
Laufrhythmus wurde mit einer Kamera
aufgezeichnet, damit die Fachberaterin
sehen konnte, wie ich meine Füße beim
Laufen belaste. Dazu musste ich zuerst
mit der Ferse zuerst aufkommen und
über den Ballen abrollen. Auf der
Videoaufzeichnung konnte ich dann
sehen wie ich mit meinen Füßen beim
Laufen herumschlenkere. Meine
Verkäuferin, eine sehr drollige Person

Anfang sechzig, zeigte mir, welche Bereiche meines Fußes überbelastet und welche Bereiche überhaupt nicht belastet wurden. Außerdem neige ich dazu mit den Füßen nach innen zu kippen. Für dieses Problem hat sie mir eine entsprechende Einlegesohle empfohlen. Für meine Füße kamen drei Sportschuh Modelle in Frage. Die Schuhe habe ich im direktem Vergleich auf dem rechten und linken Fuß getragen. Somit hatte ich den direkten Vergleich. Ich habe mich für das Modell GT 2000 3 in „flash yellow/lightning/berry" von der Marke Asics entschieden. Nun gab mir meine Fachberaterin die Schuhe nochmal mit den Einlagen „CurrexSole", low profile, zurück. Die Sportschuhe ohne Einlagen waren schon super bequem aber mit diesen Einlagen lief ich wie auf Wolken. Einfach Traumhaft! Das konnte man auch auf der Videoaufnahme sehen, als ich nochmals aufgefordert wurde, auf dem Laufband zu laufen. Die leichte Fehlstellung meiner Füße war nahezu behoben. Dann habe ich mir noch drei Paar Laufsocken gegönnt. Nach dem Motto „Wenn schon –denn schon", mit:

- Aktiv Bund, die sich optimal meinen Beinen anpassen ohne zu rutschen oder einzuschnüren.

- Achillessehen-Protektor. Das soll meine Achillessehne vor Druckstellen durch den Schuhabschlussrand schützen.

- AirConditioning Channel für permanente Luftzirkulation. Damit die Füße beim Sport nicht im eigenen Saft stehen.

- Traverse AirFlow Channel System die für kühle Füße sorgen sollen. Sozusagen ein Überhitzungsschutz.

- Anatomisch geformtes Fußbett für optimale Polsterung an den hauptbelasteten Fußpatien, jeweils auf den rechten und linken Fuß abgestimmt!

Last but not least:

- Zehen-Protektoren, die den Druck abdämpfen sollen und die sich der Zehen Asymmetrie anpassen.

Ja, so ausgestattet, kann meinem Projekt nichts mehr im Wege stehen, außer ich mir selber.

Übrigens, auch die besten Sportschuhe haben ein Verfallsdatum. Sportschuhe, so meine nette Fachverkäuferin, sollte man alle zwei Jahre wechseln, weil sich der Kunststoff verhärtet, und die Dämpfung zu weich wird. Grundsätzlich hängt das davon ab, wie aktiv der Sportschuh genutzt wird. Wer viel läuft, müsste sich wahrscheinlich sogar jedes Jahr ein Paar neue Sportschuhe anschaffen. Für Lauf Anfänger, wie mich, gilt die Faustregelung, Sportschuhwechsel spätestens alle zwei Jahre. Dann haben meine Schuhe gut tausend Kilometer hinter sich. Ich natürlich auch. Wann genau der Richtige Zeitpunkt ist Ihre Sportschuhe zu erneuern hängt Grundsätzlich von verschiedenen Punkten ab:

- Die Länge der Laufstrecke

- Der Strecken Belag, Straße oder Waldboden.

- Laufgewohnheiten

- Körpergewicht

Nach diesen Punkten wählt der gute Fachverkäufer, das am besten geeignetste Modell, für Sie aus. Der Laufkomfort ist immer im Vordergrund. Die Dämpfung des Schuhs ist sehr wichtig, denn wenn die nicht mehr gegeben ist kann es zu Knieproblemen kommen oder sie sogar verstärken. Die Dämpfung des Sportschuhs ist Verschleißmaterial, daher ist ein regelmäßiger Austausch der Sportschuhe wichtig. Unsere Gesundheit zu liebe, sollten wir das unbedingt beachten. Wir machen ja, wegen unserer Gesundheit Sport. Da sollten ab und an, neue Schuhe drin sein. Damit ich weiß, wann ich mir neue Schuhe zulegen muss, habe ich mit einem Permanent Marker das Datum 06/15, hinten auf meinen Schuh geschrieben. Es war erst eine Überwindung meine nagelneuen, teuren Schuhe zu beschriften. Aber immerhin sind die Schuhe ein Gebrauchsgegenstand und nach dem ersten gebrauch auch schmutzig.

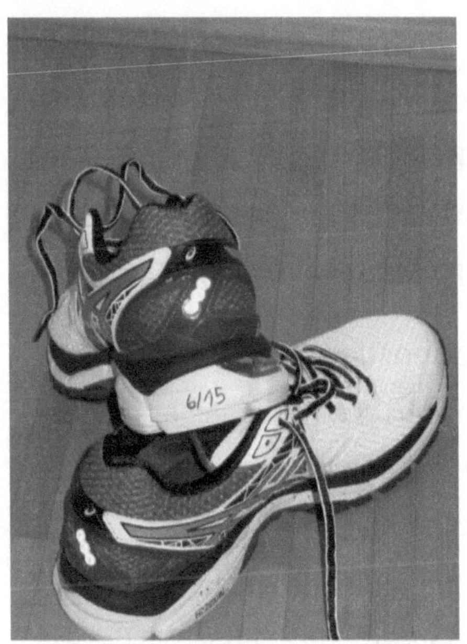

Neue Sportschuhe müssen, wie ein neues Auto, langsam eingelaufen werden. Gut, für mich als Laufanfänger ist das kein Problem, da ich sowieso mit dem Intervalltraining anfangen werde.

Dann gab mir meine Fachverkäuferin noch einen guten Tipp. Nach dem laufen soll ich die Waden beim Duschen, abwechselnd mit heißem und kaltem Wasser abspülen. Mit dieser Kneippkur soll das den Muskelkater verhindern. Ich werde es ausprobieren! Außerdem soll ich mindestens immer einen Ruhetag zwischen jedem Lauftraining einlegen.

So gut beraten, und 194,00 € ärmer, freue ich mich schon auf meinen erstes Lauferlebnis. Jetzt bin ich richtig motiviert. Nun noch die richtige Unterwäsche, damit ich nicht nur fit und schlank, sondern auch schön bleibe. Für uns Frauen ist es unbedingt wichtig unser Bindegewebe zu schützen und zu stabilisieren, damit alles an seinen Platz ist und nichts um den Bauchnabel hängt.

Den Rest, der atmungsaktiven Kleidung habe ich schon. Die benutze ich schon für Nordic-Walking. Ich kann Ihnen atmungsaktive Kleidung nur ans Herz legen, weil es einfach angenehmer ist, wenn die Feuchtigkeit vom Körper weggeleitet wird. Ein Baumwollshirt sagt die Feuchtigkeit nur auf. Der Körper kühlt dadurch schneller aus und die Muskeln können sich dadurch schneller verspannen. Generell müssen Sie darauf achten, sich der Witterung entsprechend zu kleiden. Bei einem Kaffeeröster können Sie gute und günstige atmungsaktive Kleidung kaufen.

Morgen geht mein Experiment los. Ich nehme mir eine kleine Strecke von circa einem Kilometer vor. Ich werde mit einem Intervalltraining anfangen, das heißt, ich werde ungefähr eine Minute laufen und dann eine Minute gehen, dann wieder eine Minute laufen, und so weiter. Ich habe mir vorgenommen, zweimal in der Woche zu laufen. Ich hoffe, nach zwei Wochen kann ich die Intervalle verlängern. Nur meinen Schweinehund muss ich davon noch überzeugen. Das wird das schwerste sein.

Dienstag, 02.06.2015 Mein erster Lauf

Heute ist es also soweit. Ich starte bei einer Temperatur von 15 °, der Himmel ist grau und total bewölkt. Es ist stark windig mit stürmischen Böen. Ab und zu tröpfelt es leicht. Ein traumhaftes Wetter für Kreislaufstörungen. Eigentlich ein Wetter um auf dem Sofa, mit seinem Ebook-Reader, in die Kissen gekuschelt zu sitzen und zu chillen. Immerhin habe ich Urlaub! Ja, ich merke schon, es wird nicht leicht werden meinen Schweinehund zum Tanz aufzufordern. Aber ich habe mir ein Ziel gesetzt und ich werde mich jetzt in meine Laufklamotten stürzen und einfach los legen. Mein aktuelles Gewicht beträgt 68,9 Kg. Nicht wirklich besorgniserregend aber für mich höchste Zeit etwas zu tun, damit es nicht noch mehr wird.

Oh, mein Gott! Meinen ersten Lauf habe ich hinter mir. Zuerst war es etwas peinlich, denn, nach „Murphys Gesetz", war die Hälfte der Nachbarn gerade vor dem Haus. Ich fühlte geradezu die mitleidigen Blicke auf mich ruhen. Konzentrier auf mein Laufen habe ich es so gut wie möglich ignoriert.

Ich kann gar nicht beschreiben ,wie anstrengend das war. Für eine Strecke von ungefähr 1,5 Kilometer habe ich mehr oder weniger als zehn Minuten gebraucht. Meine Schienbeine, und Waden schmerzen unwahrscheinlich. Unglaublich Schweißtreibend das Ganze. Ich weiß gar nicht, wie die anderen Läufer, zehn Kilometer geschweige denn einen Marathon oder Halbmarathon laufen können. Dies scheint mir in diesem Moment schier unmöglich zu sein. Ich muss mir eingestehen, dass meine Fitness schlechter ist als ich schon gedacht hatte, obwohl ich einmal die Woche circa acht Kilometer Nordic-Walking mache und jeden Tag vierzehn Kilometer mit dem Fahrrad fahre. Ich spüre gerade deutlich, dass ich keine zwanzig mehr bin. Ich bin aber trotzdem sehr stolz auf mich, dass ich das, trotz des miesen Wetters, durchgezogen habe. Die Dusche danach war himmlisch. Besonders die Wechseldusche. Beim nächsten Mal werde ich die Wechseldusche auf die Oberschenkel mit ausweiten, die tun mir nämlich jetzt noch weh. Ich hoffe, der Muskelkater wird nicht so arg. Die neuen Schuhe und Socken sind super. Das war auf jeden Fall eine gute Investition.

Donnerstag, 04.06.2015
Aufwärmen und Dehnen

An diesem Tag gab es eine kleine Programmänderung. Eigentlich wollte ich mit meiner Freundin heute eine Runde Nordic-Walken gehen. Da wir beide diese Woche noch Urlaub haben, passte das super in meinen Trainingsplan, weil ich am Sonntag, mein normaler Walking Tag, nicht zu Hause bin. Leider musste der Termin, krankheitsbedingt ausfallen. Da ich mich heute auf Sport eingestellt hatte, dachte ich mir, ich könnte heute stattdessen eine Runde Joggen .Meine Sportsachen hatte ich ja schon an. Bei sonnigen 17 Grad Celsius und strahlend blauem Himmel ging es heute los, mit einem aktuellen Gewicht von 68,6 Kilo. Es fiel mir heute leichter zu laufen als

Dienstag. Ich habe nicht mehr verkrampft bis 60 gezählt, um die Lauf- und Geh-Intervalle genau einzuhalten. Heute bin ich etwas nach meinem Bauchgefühl gelaufen. Obwohl ich meine Adduktoren noch ein wenig spüre, habe ich das Gefühl, dass die Lauf-Intervalle länger waren als die Geh-Intervalle. Das Gehen war zeitweise sogar anstrengender, weil ich dabei sehr deutlich meine Schienbeinmuskulatur gespürt habe. Ich habe heute wesentlich mehr geschwitzt als am Dienstag, was ich als gutes Zeichen halte.

Auf das Glücksgefühl beim Laufen, was man angeblich bekommen soll, warte ich noch. Bei mir kommt das Glücksgefühl momentan erst hinterher, wenn ich mein Ziel erreicht habe und ich unter meiner Dusche stehe. Es muss berauschend sein, von den Endorphinen des Körpers überschüttet zu werden.

Für heute habe ich meinen Körper mit ein paar leichten Übungen aufgewärmt, damit meine Muskeln nicht gleich ihren Dienst mit Muskelkater oder Zerrungen, quittieren. Zu Beginn laufe ich erst ganz normal, werde dann etwas schneller bis ich im Walking-tempo bin. Erst danach falle ich in meinem persönlichen „Trimm-Trab". Am Dienstag war es mir noch etwas peinlich, wenn ich vom Laufen ins Walken übergegangen bin. Immerhin kennt man nur laufende Jogger, keine gehenden. Aber ich möchte meinem Motto: „ Laufen ohne schnaufen" treu bleiben. Ich habe ein größeres Erfolgs Gefühl, wenn ich frisch und locker an meinem Ziel ankomme, beziehungsweise, erreiche, ohne total erschöpft oder mich völlig verausgabt zu haben. Ich glaube, das ist für die Psyche ganz wichtig. Wenn ich heute vom Laufen völlig erschöpft bin, dann habe ich beim nächsten Mal nur im Kopf, wie kaputt ich beim Letzen mal war und schaffe es deshalb nicht, mein gesetztes Ziel zu erreiche, weil mein Kopf mir sagt: „hör auf, hör auf, dann geht's dir besser". Gerade am Anfang ist es besonders wichtig, langsam anzufangen, denn die Gelenke, Sehnen sowie die Muskulatur und das Herz-Kreislaufsystem sind solche andauernde Belastung nicht gewohnt. Also wenn wir uns für die nächste Trainingseinheit motivieren wollen, bauen wir unsere Gehpausen ein. Zum Schluss meiner heutigen Trainings Einheit bin ich so gestartet, wie ich angefangen habe. Vom Joggen ins Walking-Tempo dann ins gehen bis ich vor meiner Haustür angehalten bin. Das ist für den Kreislauf ganz wichtig, dass man nicht gleich von hundert auf null abstoppt. Mit dem plötzlichen Stillstand könnte der Körper mit einer Kreislaufschwäche reagieren.

Für das Dehnen meiner Muskeln nach dem Laufen habe ich mir folgende Übungen ausgesucht. Am besten suchen Sie sich Ihre Übungen aus, die Sie genau kennen, damit Sie nichts falsch machen und der Schuss nach hinten losgeht. Falsch ausgeübte Dehnübungen können genauso das Gegenteil bewirken. Fragen Sie dazu am besten jemanden der sich damit gut auskennt.

- **Waden**: Machen Sie einen großen Schritt nach vorne, das hintere Bein ist ganz durchgestreckt. Die beiden Fersen bleiben auf dem

Boden. Das Gewicht ist dabei nach vorne gelagert. Sie spüren einen Zug in der Wade.

- **Rücken und Taille**: Überkreuzen Sie Ihre Füße. Den Arm nach oben hin ganz lang machen Es ist die gleiche Seite, bei der der Fuß beim überkreuzen vorne ist. Den anderen Arm stützen Sie locker in der Hüft ab. Jetzt recken Sie Ihren ausgestreckten Arm ganz nach oben. Sie spüren die Dehnung an der ausgestreckten Seite.

- **Beine strecken**: Greifen Sie sich eine Ferse und ziehen Sie sie ganz an Ihr Gesäß heran. Die Knie bleiben ganz nah beieinander. Achtung! Bei dieser Übung benötigen Sie etwas

Gleichgewicht. Halten Sie sich ansonsten irgendwo fest, damit Sie nicht umstürzen.

- **Beine beugen**: Stecken Sie ein Bein nach vorne gerade aus. Die Ferse ist geflext. Das andere Bein ist gebeugt. Das Gewischt liegt auf dem gebeugten Bein. Jetzt wird der Oberkörper nach vorne abgesenkt und wieder aufgerichtet. Sie spüren die Dehnung in der Wade und am Oberschenkel.

- **Adduktoren**: Machen Sie einen weiten Ausfallschritt zur Seite. Ihre beiden Fußsohlen bleiben auf dem Boden. Das Gewicht liegt auf dem gebeugten Bein. Bei richtiger

Ausübung spüren Sie den Zug auf der Beininnenseite.

Die „Kneippkur" bis auf die Oberschenkel auszuweiten, war eine Herausforderung aber sehr wohltuend. Jetzt fühle ich mich sehr gut, belebt und für die nächste Trainingseinheit motiviert.

Sonntag, 07.06.2015 Atmen nicht vergessen

Heute starte ich am Nachmittag, weil ich ein bisschen Wochenendgeschädigt bin. Wir hatten an diesem Wochenende eine Familienfeier mit Übernachtung. Wir „jungen Leute" übernachten alle in einem Zelt im Garten, zusammen mit unseren, inzwischen erwachsenen Kindern. Ohne eine gewisse Anzahl an Promille, kann man in meinem Alter, auf einer harten Luftmatratze nicht liegen, ohne dass einem irgendetwas wehtut. Dementsprechend bin ich jetzt auch müde und fix und fertig, bevor ich überhaupt mit dem Laufen loslege. Aber ich bin immer noch fest entschlossen weiterzumachen. Die Kneippkur hat super gewirkt. Ich hatte letzten Mittwoch keinen Muskelkater. Allerdings habe ich ein leichtes ziehen in meinen Adduktoren. Das kommt wahrscheinlich daher, dass ich mich nicht auf gewärmt und hinterher gedehnt habe. Das werde ich bei meinem heutigen Training nachholen. Außerdem werde ich mich vorher mit einigen Übungen aufwärmen.

Bei sonnigen 16° Außentemperatur und ohne Muskelkater, vom letzten Donnerstag, ging es los mit meinen super bequemen „flash yellow/lightning/berry farbenen Sportschuhen. Ich freue mich immer, wenn ich meine schicken neuen Sportschuhe anziehen kann. Ich frage mich, ob die auch im Dunkeln leuchten. Spätesten im Herbst, kann ich diese Frage beantworten.

 Mein aktuelles Gewicht konnte ich heute nicht ermitteln, weil ich mich immer

morgens wiege und ich heute Morgen
keine Wagen zur Verfügung hatte.
Vielleicht auch besser so. Bei so einem
Wochenend-Event isst man mehr als
normalerweise. So soll es ja auch sein.
Immerhin mache ich ja keine Diät im
herkömmlichen Sinne. Gestern war mein
Gewicht 68,5 kg. Ich denke, heute habe
ich ein Kilo mehr drauf. Ich freute mich
richtig auf die Bewegung. Ich finde es
auch immer sehr angenehm, wenn ich
mit meinem Fahrrad nach der Arbeit nach
Hause strampeln kann. Den ganzen Tag
über, sitzt man, mehr oder weniger, auf
seinem Stuhl am Arbeitsplatz. Da habe
ich abends das Gefühl, dass meine Knie
schon ganz steif sind. Von der frische
Luft ganz zu schweigen. Also mit
freudiger Erwartung auf die
bevorstehende sportliche Aktivität, habe
ich mich vorher mit meinen Dehnübungen

aufgewärmt. So gerüstet lief ich los. Ich
war von mir sehr überrascht, wie gut ich
in die Bewegung kam. Obwohl meine
Schienbeine sehr schmerzten braucht ich
heute nur zwei kleine Walk-Stopps
einzulegen. Ich hoffe, die Schmerzen in
den Schienbeinen hören bald auf, denn
das tut wirklich weh. Ich gucke immer
überall hin, damit ich von diesen
Schmerzen abgelenkt bin und nicht
unentwegt an meine körperliche
unfitness, erinnert werde. So sehe ich
unglaublich viele Blumen und Vögel und
die Schönheit der Natur. Dafür nimmt
man sich sowieso viel zu wenig Zeit. Man
hat den Blick immer nach vorne
ausgerichtet, auf das nächste Ziel, auf
den nächsten Tages-Programmpunkt.
Sich mal Zeit zu nehmen und die
Schönheit, von rechts und links zu
betrachten, ist sehr entspannend. Damit

kann man viel positive Energie für den
Alltag auftanken. Auftanken ist ein guter
Stichpunkt. Obwohl ich nach dem Laufen
nicht wirklich außer Atem war, brannte
mir die Lunge. Ich habe mich so auf
andere Dinge konzentriert, dass ich nicht
richtig geatmet habe. Ich habe nicht
darauf geachtet, wie ich atme. Ich hatte
nur durch den Mund aus und eingeatmet.
Dadurch wurde die Luft nicht auf die
Körpertemperatur aufgewärmt, wie es
das normalerweise tut, wenn man durch
die Nase einatmet. Das war der Grund,
warum ich dieses Brennen in der Lunge
hatte.

Bei einem geübten Läufer werden circa
vier Liter Luft durch die Nase eingesaugt.
Bei einem Anfänger, wie mir ist es
ungefähr nur ein Liter Luft. Beim Laufen
sollte darauf geachtet werden durch die

Nase zu Atmen. Entspannt und jeder in seinem Rhythmus. Bei der die Atmung durch die Nase wird die Luft erwärm, gefiltert und befeuchtet. Sehr wichtig ist auch das kräftige Ausatmen damit es nicht zu Pressatmung kommen kann und so zu den unangenehmen Seitenstehen führen kann, die wir alle noch aus dem Sportunterricht kennen. Die Faustregel beim Atmen während des Laufes gilt, so langsam und entspannt zu laufen, dass man sich dabei mit seinem Laufpartner unterhalten kann. Eine entspannte Atmung bekommen Sie auch durch die Bauchatmung. Der positive Nebeneffekt ist, dass Sie optimal mit Sauerstoff versorgt werden. Bei der Bauchatmung wird die Bauchdecke beim Ausatmen nach außen und beim Einatmen nach innen gedrückt. Bei meiner nächsten

Trainingseinheit werde ich besser auf meine Atmung achten.

Ich bin sehr stolz auf mich, dass ich durchhalte und überrascht wie schnelle mein Körper lernt und sich von Lauf zu Lauf, besser darauf einstellt.

Nun ist mein Urlaub vorbei. Ab der nächsten Woche geht es richtig los. Ich fühle mich gut vorbereitet. Ab nächster Woche bin auch wieder jeden Tag mit dem Fahrrad unterwegs. Ich habe mir fest vorgenommen die Laufstrecke etwas zu vergrößern aber auf jeden Fall mit dem Intervalltraining weiterzumachen. Abends, nach dem Abendessen werde ich versuchen das Schlickern und Knabbern zu vermeiden. Hohe Ziele, wenn man bedenkt, dass der Stress des Alltags wieder losgeht. Aber, wie heißt es doch so schön: von nichts kommt nichts!

09.06.2015 Joggen und freilaufende Hunde

Ganz diszipliniert bin habe ich mich, nach dem verdienten Feierabend, in meine Sportsachen geschmissen und auf den Weg gemacht. Den ganzen Tag habe ich mich schon darauf gefreut, mich ausgiebig bewegen zu können. Voller Vorfreude, bei leicht windigen, sonnigen 18 °und mit – Ach du Schreck! – 69,6 Kg ging es los. Das Wochenende fordert seinen Tribut, die Grillsaison hat angefangen. Wenn das nicht besser wird, muss ich mich mehr bewegen. Immerhin gab es ein Lichtblick, ich bin durchgelaufen! Es ist mir ganz leicht gefallen. Schon toll, wie sich der Körper in kürzester Zeit auf die neue Bewegung einstellt.

Allerdings, wo Licht ist, fällt auch
Schatten. 18.00 Uhr ist auch
anscheinend die beste Zeit, seinen Hund
Gassi zu führen. Ich möchte von vorne
herein klar stellen, dass ich Hunde mag.
Ich habe keine Angst vor Hunden aber ab
eine gewisse Größe, einen gesunden
Respekt. Alle und ich meine, ohne
Ausnahmen, alle Hunde, die mir
begegnet sind, waren nicht angeleint.
Meine Jogging Strecke führt an
Spielplätzen vorbei und liegt in einem
Naturschutzgebiet mit ausgeschilderter
Anleinpflicht! Außerdem ist immer noch
Brutzeit, in der die gesetzliche
Leinenpflicht (01.04 -15.07.) gilt und ist
im Niedersächsischen Gesetz über den
Wald und Landschaftsordnung
(NWaldLG) § 33, verankert. Trotzdem
setzen sich viele Hundebesitzer darüber
hinweg. Die Ausreden „Mein Hund

gehorcht" oder „Meine Hund jagt nicht"
hört man immer wieder.

Liebe Hundebesitzer, es gibt auch Vögel
die am Wegesrand auf dem Boden
nisten. Wenn ihr Hund durch die freie
Wildbahn stöbert, werden diese Vögel
gestört und das könnte für viele kleine
Jungvögel das Ende bedeuten. Dass ihre
Lieblinge genauso Bewegung brauchen
wie wir selber, kann ich sehr gut
verstehen. Zum ausgiebigen Toben und
Spielen gibt es ausgewiesene
Hundeauslaufflächen, die sie mit ihren
Vierbeinern ganzjährig nutzen können.
Diese Auslaufflächen gibt es auch in ihrer
Nähe. Wozu unnötig eine Bußgeld von
bis zu 5.000,00 € riskieren.

Aber auch an Zeiten, wo es keine
Leinenpflicht gibt, haben wir Jogger
manchmal ein mulmiges Gefühl, wenn

einem ein Hund begegnet, den man nicht
kennt. Ich habe beim Joggen einen
Hundebesitzer und deren freilaufenden
Hund überholt. Aus Freundlichkeit habe
ich den Besitzer gegrüßt und bin
weitergelaufen. Sein Hund kam mir
kläffend hinterher gerannt, dass mich
sehr verunsicherte. Schließlich wollte ich
nicht, dass der Hund meint ich laufe vor
ihm weg. Gott sei Dank hat der Hund auf
sein Herrchen gehört, als er ihn
zurückgerufen hat. Das hat bei dem
anderen Hund (natürlich nicht angeleint),
der mir entgegen gekommen ist nicht so
gut geklappt. Als sein Frauchen .mich
entgegenkommen sah rief sie zu ihrem
Hund „ Bubi, geh zur Seite" Das hat Bubi
überhaupt nicht interessiert und trottete
einfach weiter, sodass ich stoppen und
um ihn herumlaufen musste. Das war
sehr ärgerlich weil ich aus meinen Lauf

Rhythmus gekommen bin und erst wieder rein kommen musste.

Solange der Besitzer bei dem Hund ist, kann man durch eine direkte freundliche Ansprache viele Situationen entschärfen. Höflichkeit und Freundlichkeit fördert das gegenseitige Verständnis. Für uns Jogger sollte ein freundliches „Danke" an den Hundebesitzer selbstverständlich sein, nachdem er seien Hund zu sich gerufen hat.

Aber was mache ich, wenn ich einem streunenden Hund ohne seinen Besitzer begegne. Ich habe mich mit Freunden darüber unterhalten, die ebenfalls begeisterte Jogger sind. Die meisten Hunde die alleine unterwegs sind wollen gar nichts von ihnen. Entweder haben sie sich verlaufen oder suchen eine läufige Hündin. Nur in den wenigsten

Ausnahmen ist der Hund bösartig. In diesem Fall versuchen Sie immer cool zu bleiben, da alles, was sich schnell bewegt, leicht zum Beute-Schema wird. Zeigen Sei keinerlei Schwächen. Gehen Sie ganz einfach ruhig weiter ohne den Hund zu beachten. In den Meisten Fällen verliert der Hund das Interesse an ihnen. Wenn Sie versuchen, dem Hund wegzulaufen, ziehen sie den Kürzeren. Dieses Verhalten ermutigt das Tier nur noch mehr.

Wenn sich der Hund dennoch nicht abschütteln lässt, drehen sie sich um und gehen forsch auf ihn zu und versuchen sie ihn mit Kraftausdrücken zu verscheuchen. Sie müssen dann äußerst offensiv sein. Ein schüchternes Gemurmel hilft ihnen nicht weiter.

Wenn es wirklich zu einem Angriff kommt, was hoffentlich niemals passiert, und der 60 Kilo Hund sie zu Chappi verarbeiten möchte, versuchen sie ihn mit beiden Händen am Hals festzuhalten und auf den Rücken zu drehen, was kein leichtes Unterfangen sein wird. Wenn es ihnen aber gelingt, weiß der Hund, dass er der unterlegene ist und wird von ihnen loslassen. Wenn der Hund sich in ihren Arm verbeißt versuchen Sie ihn irgendwie wegzudrücken. Was sie in diesem Fall sonst noch tun können, fragen Sie am besten in einer Hundeschule nach. Dort bekommen Sie auch Tipps, damit es erst gar nicht zu einem Angriff kommt.

11.06.2015 Erste Erfolge, viel Trinken

67,6 kg sonnig 25 ° Mein Training macht mir sehr viel Spaß. Ich kann es gar nicht abwarten bis ich nach der Arbeit mein Lauftraining beginnen kann. Ich ziehe mir meine Laufschuhe an, schnappe mir mein Handy mit meiner Musik und dann geht es raus und lasse den Stress des Alltags hinter mir. Meine Laufrunden werden immer größer und ich bekomme immer mehr Ausdauer. Ich muss es an diese Stelle noch einmal sagen, auch wenn ich mich wiederhole oder es ihnen auf die Nerven geht, ich bin sehr stolz auf meine Leistung! Ich nehme an, dass werden Sie oder sind Sie auch, wenn Sie mit mir gemeinsam angefangen haben zu joggen. Das Training macht sich jetzt

auch an meinem Gewicht bemerkbar.
Mein Lächeln war heute gar nicht mehr
aus meinem Gesicht zu bekommen, als
mir meine Waage eine 67,6 kg angezeigt
hat. Super, ich bin auf dem richtigen
Weg. Mein Training musste ich um einen
Tag leider verschieben, da mir die Knie
etwas wehgetan haben. Ich denke, es
wird so etwas wie Muskelkater gewesen
sein. Heute ist, wie gesagt, wieder alles
gut und ich konnte mein Training
genießen. Gerade jetzt im Sommer ist es
abends besonders schön. Bei sonnigen
25° kommt man ganz schön ins
Schwitzen. Das bedeutet aber für uns,
besonders wenn Sie bei diesen
Temperaturen Sport treiben. Sie müssen
für einen Flüssigkeitsnachschub sorgen.
Besonders wenn wir Schwitzen, ist die
Gefahr zu dehydrieren besonders groß,
wenn wir nicht darauf achten. Im

normalen Alltag müssen Sie schon 1,5 – 2 Liter täglich zu sich nehmen, damit Sie nicht dehydrieren. Daher sollten Sie vor und nach dem Laufen mindestens zwei Gläser Wasser trinken. Idealerweise mit ein bisschen Magnesium. Es gehen auch ungesüßte Tees mit Wasser. Sie können sich auch eine kleine Flasche für unterwegs mitnehmen. Wenn Sie nicht genügend trinken gibt Ihr Körper Ihnen Warnsignale in Form von Durst, trockener Mund, Müdigkeit, Kopfschmerzen, Muskelkrämpfen usw. Bedenken Sie aber, wenn Ihnen Ihr Körper dieses Wahrsignal gibt, hat die Dehydrierung schon begonnen. Wenn Sie sogar eine Stunde oder länger trainieren, brauchen Ihre Muskeln sogar zusätzlich einen Nachschub an Kohlehydraten. Um beim Laufen nicht einen Picknickkorb mitzunehmen zu müssen, kann man beides, Flüssigkeit und Kohlehydrate, sozusagen in" zwei-in-einem", zusammen verbinden. Trinken Sie Saftschorle. So wird Ihr Glykogen Depot wieder aufgefüllt. Unser Glykogen Speicher ist zu einem Drittel unsere Muskulatur. Glykogen ist eine Form in der unser Körper Kohlehydrate in den Zellen speichert. Die Kohlehydrate sind sozusagen der Kraftstoff, der den Motor „Muskel" antreibt.

3. Woche Die Laufstrecke wird größer

16.06.2015

Wow, ich kann es selber noch gar nicht fassen. Nun laufe ich schon drei Wochen lang ein bis zweimal die Woche regelmäßig. Von so viel Selbstdisziplin muss ich mich einfach innerlich vor mir verneigen. Da kann man Mal wieder sehnen, wenn man was erreichen möchte, kann man es auch.

Bei heiteren sonnigen 17 °machte ich mich auf meine gewohnte Laufstrecke. Es ist einfach herrlich, an einem Sommer Abend, nach Feierabend, seine Runden zu drehen. Das habe ich auch nötig, denn ich habe wieder etwas an Gewicht zugelegt. Die vielen Grillfeiern, am Wochenende, haben mir einen Strich durch die Rechnung gemacht. Darum freue ich mit auch, mich wieder mehr zu bewegen. Nun sind meine 68,01 Kg auch kein Drama, immerhin habe ich mit 68,9 Kg mein Experiment gestartet. In dieser Woche habe ich meine Laufrunde vergrößert. Heute, habe ich mich während des Laufens spontan entschieden, meine Laufstrecke zu verlängern. Mit der Atmung beim Laufen habe ich keine Probleme mehr auch die Muskulatur an den Schienbeinen schmerzt nicht mehr. Es ist einfach befreiend beim Laufen in der Abendstimmung seinen Gedanken freien Lauf zu lassen, den Duft der Sommerblumen einzuatmen, der sich jetzt am Abend besonders intensiv ist. Doch irgendetwas war doch zu viel, denn plötzlich bekam ich beim letzten spurt, Richtung Heimat, einen unangenehmen

Schmerz in meinem linken Knie.
Trotzdem ich mich aufgewärmt und
langsamen angefangen habe. Ich musste
für den Rest der Woche pausieren und
konnte diese Woche nur einmal
trainieren. Ich denke, meine Muskeln um
die Knie müssen sich auch erst bilden
und verstärken, denn so eine Belastung
sind sie nicht gewohnt. Immerhin haben
meine Füße in meinen neuen Schuhen
und den Einlagen eine andere
Laufhaltung. Somit werden auch ganz
andere Muskelgruppen in den Knien
beansprucht. Wenn einem so etwas
passiert, ist Eigenverantwortung ganz
wichtig. Wenn Sie beim Laufen
irgendetwas bemerken, dass sich nicht
hundertprozentig gut anfühlt, sei es etwas
mit der Muskulatur oder es fühlt sich nicht
gut an beim Laufen, hören Sie auf und
gönnen Sie sich und Ihrem Körper eine

Pause. Kurieren Sie sich gut aus. Sie brauchen keine Angst haben, dass Sie die Strecke, die Sie bis jetzt laufen können, in zwei oder drei Wochen nicht mehr laufen können. Ihr Körper hat ein gutes Erinnerungsvermögen. Was Sie einmal geschafft haben, können Sie auch wieder erreichen. Sie brauchen nur ein bisschen Geduld.

Trotzdem ist das mit meinem Knie großer Mist!

4. Woche laufen mit Musik

26.06.15

Endlich habe ich keine Beschwerden mehr beim Laufen. Die längere Pause von 10 Tagen hat mir gutgetan auch wenn ich es nicht abwarten konnte, endlich wieder auf die Piste zu gehen. Die 10 Tage kamen mir wie eine Ewigkeit vor. Seltsam, wie schnell man sich an das Joggen gewöhnt hat. Immerhin laufe ich erst seit vier Wochen regelmäßig. Aber, die Pause hat, wie gesagt, meinem Körper, vor allen Dingen, meinem Knie, sehr gut getan. Man muss eben auch sein Bauchgefühl hören und achten.

Heute habe ich die gleiche Strecke gelaufen, wie letzte Woche Dienstag. Die Strecke konnte ich, ohne Probleme, durchlaufen. Dieses Mal habe ich mein Handy, mit meiner Lieblingsmusik dabei. Laufen mit Musik versetzt einem in eine andere Dimension. Die Beine bewegen sich fast von ganz alleine und die Gedanken gehen auf Reisen. Die Zeit beim Laufen vergeht wie im Flug, man ist so abgelenkt, dass das Ziel schneller erreicht ist, als man denkt. Ich kann es nur empfehlen, mit Musik zu laufen, den die Musik wirkt sich unterstützend auf das Training aus. Ihre Gedanken sind abgelenkt und Sie denken nicht so schnell darüber nach, Ihr Training abzubrechen. Sie wissen ja, „Der Körper ist willig aber der Geist ist schwach". Aber nur die Richtige Musik bringt Sie wirklich voran. Die richtige Musik ist motivierend und Leistungssteigernd, daher ist es wichtig, dass die Musik den richtigen Takt zu Ihrer Schrittfrequenz hat. Die

Fachleute sprechen hier von BTM (beat per minute). Zu schnelle Musik kann ehr das Gegenteil bewirken. Ihre Schritte passen sich automatisch dem Takt der Musik an. So kann zu langsame Musik schneller ermüden und zu schnelle Musik zu Überanstrengung führen. Musik gibt uns nicht nur ein gutes Gefühl und motiviert uns, besonders wenn wir unseren inneren Schweinehund mal wieder zum Tanz auffordern müssen, damit wir unser Training und unser Ziel erreichen können. Mit Musik steuern wir unsere Emotionen und es werden Endophine und das Glückshormon Domamin freigesetzt, dass sich durchaus Leistungssteigernd auf uns auswirkt. Nicht destotrotz lenkt Musik auch von der eigenen Körperwahrnehmung ab. So kann es passieren, dass Sie sich zu schnell verausgaben und Ihr Puls zu hoch ist. Achten Sie darauf, dass die Musik nicht zu laut ist, damit Sie Ihre Umwelt noch wahrnehmen. Benutzen Sie nur einen Kopfhörer damit Sie hören, was um Sie herum passiert. So vertieft in Ihre Musik nehmen Sie vielleicht ein herannahendes Auto oder Fahrrad nicht wahr. Achten Sie auf Ihren Weg, wohin Sie laufen, trotz der schönen Musik. Achten Sie auf sich, wie Sie auf die Musik, beim Laufen, reagieren. Im Internet gibt es Playlists, die Sie bei Ihrem Training unterstützen können.

http://www.fitforfun.de/sport/laufen/musik-zum-joggen-das-ist-die-beste-laufmusik_aid_12832.html

Ich habe für mich die richtige Musik gefunden, die mich beim Laufen unterstützt und motiviert und nicht überfordert.

28.06.15

Für mich steht fest: Musik beim Laufen
möchte ich nicht missen. Jedenfalls nicht,
wenn ich alleine laufe. Jetzt habe ich
auch meinen Laufrhythmus und meine
Schrittlänge gefunden. Mir ist aufgefallen,
dass ich meine Füße endlich
hochbekomme und größere Schritte
mache. Anfangs hatte ich ehr das Gefühl,
dass ich mit den Füßen am Boden lang
schlurfe. Zu Anfang hatte ich Blei in den
Füßen und klebte wie Kaugummi am
Boden. Nun laufe ich viel leichter und
flüssiger. Das ist ein schönes Gefühl und
so kann das Dopamin meinen Körper
durchfluten. Meine Laufstrecke habe ich
heute wieder vergrößert, hatte einfach
Lust dazu.

5. Woche Blick nach rechts und links

30.06.15

Heute habe ich meine Laufstrecke wieder vergrößern können. Die Temperaturen werden immer höher. 25°Celsius sind selbst am Abend fast zu warm zum Laufen. Wenn ein Lüftchen weht, geht es aber noch. Vor meinem Training habe ich vorsorglich ausreichend Wasser getrunken. Meine Laufstrecke ist jetzt circa 2,5 Km lang. Auf meiner Laufstrecke gibt es immer wieder neues schöne zu entdecken. Dinge, die schon immer da waren, ich aber nie Zeit um Muse hatte, Sie in Ruhe zu betrachten. Das Lauftraining bietet mir nicht nur Gelegenheit über Lösungen von

Problemen nachzudenken. Es bietet
einem auch die Gelegenheit, den Blick
nach links und rechts und nach oben und
unten zu schweifen. Es hört sich sicher
lächerlich an, aber mich freut es, wenn
ich in den Baumwipfeln ein Eichhörnchen
sehe oder am Wegesrand eine schöne
Blume. Wann haben Sie das letzte Mal
bewusst noch oben geschaut und Ihre
Umgebung genauer betrachtet? Zum
Bespiel in der Fußgängerzone. Vor lauter
Geschäften und Einkaufslisten nehmen
wir oft die schöne Architektur vieler
Gebäude nicht mehr wahr. Wir sind so
auf unseren nächsten Punkt auf unserer
To-do-Liste fixiert, dass wir unsere
Umwelt nicht mehr wahrnehmen.
Natürlich ist es gut Zielorientiert zu sein,
aber wenn wir nicht sehen, was um uns
herum ist, sehen wir auch nicht die neuen
Möglichkeiten, die sie vor uns auftun.

Darum ist es schön, beim Joggen den Blick in die Ferne schweifen zu lassen. Genauso interessant ist es die Laufstrecke mal anders herum zu laufen. Sie werden Dinge entdecken, die Sie noch nie entdeckt haben. Durch die neuen Eindrücke, die Sie sammeln, können Sie Veränderungen in Ihrem Leben bringen. Ganz einfach, in dem Sie Ihre Blickrichtung verändern. Ihre Ziele im Leben sind im steten Wandel. Durch die so neugewonnenen Ideen bekommen Sie neue Denkimpulse. Sie sehen etwas Neues – denken etwas Neues. Sie bekommen Ideen, was Sie lesen oder nachschlagen möchten. Daraus können ganz neue Möglichkeiten oder Ziele für Sie entstehen. Nicht immer nur stur geradeaus blicken, sondern auch Mal schauen, was um Sie herum passiert. Eines ist klar, wenn Sie immer nur ein und dasselbe machen, wird ihnen auf Dauer Langweilig werden. Wirken Sie der Monotonie entgegen. Das kennt doch jeder. Jeden Morgen zur gleichen Zeit aufstehen, frühstücken, zur Arbeit fahren, acht Stunden malochen, nach Hause fahren, zu Abend essen, fernsehen, ab ins Bett. Tag ein Tag aus. Wie ein Hamster im Laufrad. Wie langweilig! Das Leben ist einfach zu kurz, um nur dahin zu leben. Lebe, denn du lebst nur einmal. Halten Sie Ihr Hamsterrad an oder spring einfach raus. Räume Sie Ihre Wohnung um, Tapezieren Sie Ihre Wände neu. Nehmen Sie ein anderes Waschmittel, probieren mal ein neues Rezept aus. Vielleich ein neuer Haarschnitt? Sie sehen, Sie können viele kleine Dinge in Ihrem Leben ändern. Sie werden sehen, dass Sie sich viel besser fühlen werden. Ihr

Selbstwertgefühl verändert sich. Das fällt auch anderen auf und nehmen Sie ganz anders wahr. Es lohnt sich, probieren Sie es aus.

05.07.2015

Mein Training muss leider heute ausfallen. Es ist einfach zu warm und zu schwül. Um meine Gesundheit zu schützen verzichte ich heute auf mein Training. Auch das ist eine Erfahrung die man lernen muss; einfach mal nein zu sagen. Körperliches Wohlbefinden geht vor!

6. Woche Thera-Band

07.07.2015

Joggen gehört mittlerweile zu meinem
Alltag dazu. Wenn ich abends nach
Hause komme, spring ich schnelle in
meine Jogging-Klamotten, trinke
ausreichend Wasser, schnappe mir mein
Handy, schalte meine Lieblingsmusik an
und los geht's. So auch heute. Ich habe
gerade meinen Laufrhythmus gefunden
und laufe gerade völlig entspannt in
meinem Trimm-Trab zu meiner
Lieblingsmusik. Da passierte es. Ein
kleiner Hund, natürlich nicht angeleint,
kommt quer über die Wiese, kläffend in
einem affenzahn auf mich zu- und
hinterhergerannt. Vor Schreck blieb mir
fast das Herz stehen. Ich dachte, nun
passiert es, jetzt zwickt er dich gleich in

die Hacken. Aber glücklicherweise drehte er kurz vor meinen Hacken und lies von mir ab. Ich muss ziemlich komisch geguckt haben, denn die zwei Passanten, die auf der Bank beim Spielplatz saßen, haben über mich gelacht als ich an ihnen vorbeigelaufen bin und haben sogar mit dem Finger auf mich gezeigt. Wirklich sehr witzig! Ich möchte die mal sehen, wenn dieser Hund, deren Kinder, die auf eben diesem Spielplatz gespielt haben, hinterhergejagt wäre. Die Leute sind schon komisch, so schadensfroh zu sein. Es ist ja, Gott sei Dank, nichts passiert und ich konnte mein Training weiter genießen.

In der Zwischenzeit laufe ich möglichst zweimal in der Woche, je nach Wetter und Zeit. Am Wochenende laufe ich mit Freundinnen ca. acht Kilometer Nordic

Working. An den Tagen, an denen ich kein Lauf Training mache, nehme ich mir mein Thera-Band und stärke meine Muskeln. Dieses mobile Fitnessstudio ist ideal. Sie können ihre Latexstrippen einfach und bequem überall mit in ihrer Tasche mitnehmen und überall ihre Übungen zwischendurch machen. Ob zu Hause, in der Mittagszeit im Büro, oder im Hotel. Thera-Band gibt es, je nach Stärke, in verschrienen Farben im Sportgeschäft oder im Internet zu kaufen. Ein kleiner Tipp von mir: Thera-Band gibt es im Sanitätsgeschäft als Meterware zu kaufen. Im Handel gibt es diese Bänder sonst nur in einer bestimmen Länge zu kaufen. Thera-Band eignet sich hervorragend für ein workout für zwischendurch und macht auch noch Spaß. Anleitungen für die Richtige

Ausführung der Übungen finden sie im Internet.

Durch die Mischung aus Ausdauer- und Krafttraining verbrauchen Sie besonders viele Kalorien. Durch diese Kombinierte Training werden besonders viele Muskelgruppen angesprochen und bringt ihren Stoffwechsel variantenreich auf Trab.

Durch das Laufen verlieren Sie an Gewicht und durch das Krafttraining modellieren Sie Ihre Muskeln. Schließlich wollen Sie nicht nur schlanker werden, sondern auch noch eine gute Figur machen mit einem straffen Bindegewebe. Das beste Ergebnis erreichen Sie, wenn Sie Lauftraining- und Kraftübungen täglich abwechseln. Aber auch hier gilt de Selbstschutz. Zuviel ist schädlicher, als überhaupt nichts machen. Achten Sie bei

Ihrer Thera-Band Übungen darauf, dass
das Band immer unter Spannung steht
und Sie Ihre Übungen langsam und
korrekt ausführen. Informieren Sie sich
vorher, wie die Übungen korrekt
ausgeführt werden müssen, so kommen
Sie Zug um Zug Ihrer persönlichen
Traumfigur näher.

7. Woche Das Lauf Training wird sichtbar - „der Burner!"

13.07.2015 -19.07.2015

Jede Woche wird meine Runde größer. Inzwischen habe ich drei Kilo abgenommen! Wenn ich mich so betrachte, bin ich sichtbar schlanker geworden. Meine Fettpölsterchen an den Oberschenkeln und am Bauch sind sichtlich weniger geworden. Beine, Bauch und Po sind straffer. Die beginnende Cellulitis ist nicht mehr sichtbar. Ich fühle mich merklich wohler. Jetzt, wo man sehen kann, dass mein Training Früchte trägt, freue ich mich noch mehr auf mein nächstes Training. Ich fühle mich leichter, sowohl auf den „Rippen" , wie auch im "Kopf", wenn der Stress abfällt und ich durch mein Training den Kopf frei bekomme. Das Laufen und die Bewegung, im Allgemeinen, tun mir sehr gut. Das ich schon so viel in der kurzen Zeit abgenommen habe ist eine große Motivation, weiter zu machen. Wenn ich aus Zeitgründen nicht Laufen kann, werde ich bewegungshungrig. Das Konzept geht auf, durch mehr Bewegung abzunehmen. Wenn erst einmal die ersten Pfunde purzeln, macht es spätestens auch im Kopf klick und es setzt sich eine gesunde Lebensweise durch. Ganz automatisch. Sie brauchen keine Diät zu machen. Sie verzichten automatisch auf überflüssige Lebensmittel, Fett und Zucker. Nutzen Sie den „Nachbrenneffekt" Ihres Körpers. Nach einer Trainingseinheit brauchen Ihre Körber ein höheren Kalorienbedarf und im Ruhezustand werden die Energiereserven, die Ihr Körper in Form von Fett, am liebsten an Beinen, Bauch und Po, anlegt, verbraucht. Laufen Sie langsam, in einem moderaten Tempo, denn der Körper braucht Zeit und viel Sauerstoff um Fett zu verstoffwechseln. Wenn Sie zu schnell Laufen, werden meist nur Kohlehydrate, die der Körper schneller in Energie umwandeln kann, verbrannt. Sie möchten aber langfristig und dauerhaft abnehmen um Ihr Wunsch- oder Wohlfühlgewischt zu bekommen und zu halten. Nehmen Sie sich die Zeit die Ihr Körper braucht um überschüssige Pfunde abzubauen. Es hat ja auch Zeit gebraucht um die Pfunde auf den Hüften und an anderen Stellen aufzubauen.

Für mich muss ich sagen, dass mein kleines Experiment sich jetzt schon für mich gelohnt hat und mir zeigt, dass das für mich der richtige Weg ist. Ich hätte sonst so viel in so wenig Zeit nie abgenommen. Drei Kilo scheinen nicht die Welt zu sein aber ich konnte vorher machen was ich wollte, es wurde nicht weniger, nur mehr. Wenn ich jetzt weiter mache und konsequenter überflüssiges weglasse, schaffe ich auch den Rest. So motiviert, fällt es mir auch nicht schwer die Chips Tüte im Regal zu lassen. Sie schaffen das auch! Da bin ich mir ganz sicher!

8. Woche Laufen bei Hitze

20.07.2015 – 26.07.2015

Laufen im Sommer ist wunderbar, doch mit zunehmender Hitze steigt das Risiko, das Ihr Kreislauf schlapp macht, wenn Sie nicht ausreichend auf sich achten und bestimmte Regeln befolgen, damit der Spaß nicht auf der Strecke bleibt. Laufen bei Hitze, ist für den Körper eine große Anstrengung und stellt hohe Anforderung an den Organismus. Da reichen schon 25 aus. Bei 30 ° sollten Sie nur im Schatten laufen. Wenn die Ozonbelastung einen Wert von 360 Milligramm überschreitet, sollten Sie keinen Sport betreiben.

Gerade wenn die Temperaturen über 25 ° und mehr steigen, kommen Sie noch mehr ins Schwitzen. Schwitzen ist gesund, da bei diesem Prozess Giftstoffe ausgeschieden werden. Darum müssen Sie dafür sorgen, vor dem Joggen ausreichend zu trinken. Mineralwasser oder Apfelschorle eignen sich am besten dafür. Manchmal, gerade bei längeren Strecken müssen Sie Ihren Flüssigkeitshaushalt unterwegs auftanken. Beim Schwitzen verlieren Sie eine Menge Elektrolyte. Stellen Sie sich bei hohen Temperaturen auf eine Vitamin- und mineralreiche Kost ein. Essen Sie viel Obst, Gemüse und Vollwertprodukte.

Im Sommer zu laufen ist schön. Doch die Sonne kann auch ganz extrem scheinen, darum ist es ratsam, wenn Sie in der Sonne laufen, eine Kopfbedeckung zu tragen. Es empfiehlt sich eine Sonnenbrille zu tragen. Um beides zu kombinieren, können Sie einfach ein

Capy tragen. Sie sollten nicht nur Ihre Augen vor den schädlichen UV Strahlen schützen, sondern auch Ihre Haut. Schützen Sie Ihre Haut mit ausreichend fettarmer Sonnencreme, damit Ihre Poren nicht verstopfen und der Schweiß fließen kann. Tragen Sie atmungsaktive Kleidung, damit die Haut keinen Hitzestau bekommt. Verschwitzte Kleidung ist nicht nur unangenehm, sondern kann auch für die Muskulatur gefährlich werden, wenn die Feuchtigkeit abkühlt. Eine kurze Bewegung- und zack, ist die Muskelverspannung da. Übrigens, es gibt auch Kleidung, die vor UV Strahlen schützen. Hilfreich ist es auch, wenn Sie kurzärmelige Shirts und Shorts tragen. Je luftiger umso besser. Die kühlen Morgenstunden sind im Sommer am geeignetsten für Ausdauersport. Wenn Sie abends laufen, warten Sie bis die Sonne so tief wie möglich steht. Ganz wichtig ist, dass Sie wieder an Ihren Selbstschutz denken und es nicht übertreiben. Bei hohen Temperaturen ist Ihre Leistungsfähigkeit stark vermindert. Darum sollten Sie sich nur die Hälfte Ihres sonstigen Laufpensums vornehmen. Brechen Sie Ihr Training sofort ab und suchen Sie den Schatten auf, wenn Sie Magenschmerzen, Heiß-Kalte Schauer, Krämpfe oder Kopfschmerzen bekommen. Geben Sie Ihrem Körper die Chance, sich an die Hitze zu gewöhnen.

9. Woche - Rückschläge

26.07.15 – 02.08.2015

Diese Woche ging gar nichts. Ich war schon müde und erschöpft, bevor ich angefangen bin zu laufen. Konsequent und Pflichtbewusst, wie ich bin, habe ich mich doch durchgerungen, mich in meine Laufsachen zu zwängen. Nach den ersten 50 Metern fühlte ich mich neun Wochen zurückversetzt. Ich kam überhaupt nicht in meinen sonst gewohnten Laufrhythmus. Ich hatte müde Beine. Ich bekam die Füße nicht richtig hoch. Ich schleppte mich regelrecht voran. Ich wollte aber unbedingt Laufen und mein Training nicht unterbrechen. Also lief ich weiter. Wenigstens eine kleine Runde. Vielleicht geht's ja besser nach dem nächsten Laufabschnitt, dacht ich mit. Nee, es wurde aber nicht besser. Es wurde schlimmer. Plötzlich tat wieder mein Knie weh. Ich hatte schon gedacht, dass wäre jetzt vorbei. Aber Pustekuchen! Das Ende vom Lied war, dass ich mein Training abbrechen musste und völlig frustriert und von mir selber enttäuscht, nach Hause kam. Den Rest der Woche habe ich dann mein Knie wieder auskuriert. Hätte ich bloß auf meinen Körper und mein Bauchgefühl gehört. Mein Körper war einfach zu erschöpft. Nun hat er sich seine Auszeit genommen. Da predige ich Ihnen immer, dass Sie auf sich achtgeben und nichts übertreiben oder überstürzen sollen. Und da höre ich selbst nicht auf mein Baugefühl! Diese Warnsignale von Ihrem Körper sind ganz wichtig. Eben aus unserem Pflichtbewusstsein heraus, verdrängen wir unsere natürlichen,

angeborenen Instinkte. Aber auch
Rückschläge gehören zum Leben dazu.
Die Kunst ist es, nicht aufzugeben und
daraus zu lernen.

Joggen mit Erkältung

Dieses Thema liegt mir besonders am Herzen. Um das Thema „Laufen" zu vervollständigen oder abzurunden, möchte ich Ihnen zu diesem Thema Ihnen einige Worte mit auf dem Weg geben.

Wenn Sie mit einer Erkältung joggen gehen, ist das nicht immer ungefährlich. Wenn ihr Körper von einer Erkältung geschwächt ist, könnte joggen eine gesundheitliches Risiko darstellen.

Bei einem leichten Schnupfen dürfen Sie ihr Trainingsprogram in einer leichten und verkürzten Version ausführen. Drosseln Sie auch Ihr Tempo. Bei einer Erkältung schwellen die Schleimhäute zu und das Atmen durch die Nase fällt schwerer. Sie

sollten daher Ihre Schleimhäute feucht
halten. Viel trinken und frische Luft ist
hilfreich, damit das Nasensekret
abfließen kann.

Sobald Sie das Gefühl haben, dass Sie
erhörte Temperatur, Fiber oder
Gliederschmerzen haben: Hände weg
von den Sportsachen! Das gleiche gilt
auch, wenn Sie Medikamente, wie
Antibiotika oder andere Medikamente zur
Unterdrückung einer Erkältung
einnehmen. Sie können die hohe
Belastung mit Ihrem geschwächten
Körper nicht richtig einschätzen. Wenn
Sie meinen eine Erkältung mit
Medikamenten zu unterdrücken um keine
Kranketage zu kassieren oder meinen, es
geht nicht ohne Sie, die Welt bräche
ohne Sie zusammen, ist das alleine Ihre
Sache. Aber schwächen Sie Ihren Körper

nicht zusätzlich. Joggen ist in diesem Zustand eine zu hohe Belastung für Ihren Körper, auch wenn Sie meinen es geht Ihnen gut. Sie können es nicht einschätzen. Die Vieren können sich unter dieser Belastung, in Ihrem geschwächten Körper ausbreiten. Das schlimmste, was Ihnen passieren könnte, wäre eine Herzmuskelentzündung, die Herzrhythmusstörung oder schlimmeres zur Folge haben könnte. Man liest immer wieder von jungen Sportlern, die plötzlich sterben. Ein Grund dafür könnte eine verschleppte oder nicht richtig auskurierte Erkältung sein. Ich möchte nicht, dass Ihnen so ein Schicksal ereilt. Erst wenn Sie mehrere Tage ohne Medikamente und beschwerdefrei sind, möglichst auch das OK von Ihrem Arzt haben, können Sie langsam Ihr Training wieder aufnehmen. In diesem Fall ist auch einer

Puls Uhr von Vorteil. Sprechen Sie über die Vor- und Nachteile Einer Puls Uhr mit einem Fachberater. Bis dahin gönnen Sie sich Ruhe, vielleicht ein paar ruhige Tage zuhause auf Ihrem Sofa.

Wenn Sie regelmäßig Ausdauersport treiben und sich dem Wetter entsprechend kleiden, könnten Sie die eine oder andere Erkältung verhindern. Ausdauersport stärkt Ihre körpereigene Abwehr, allerdings nur, wenn Sie gesund sind.

10. Woche – Zu zweit macht es doppelt spaß

03.08.2015 – 09.08.2015

Meine kleine Zwangspause hat mir sehr gut getan. Alles ist wieder gut und meine Lektion zum Thema „Bauchgefühl" habe ich gelernt. In den vergangenen Wochen habe ich fleißig trainiert und kann heute mit anderen Läufern mithalten. Alleine zu laufen ist besonders empfehlenswert, wenn man einen klaren Gedanken haben möchte oder vom Stress abschalten und runterkommen möchte. Aber wie vieles im Leben, macht Laufen zu zweit doppelt spaß. Der Vorteil am Laufen zu zweit oder mit mehreren ist der, das man sich mit dem richtigen Laufpartner mehr motiviert, gegenseitig anspornt, auch mal korrigiert. Mit wenigen Worten, der richtigen Laufpartner ist eine Ergänzung. Gerade wenn das Wetter ungemütlich ist, ist es eine Motivation, wenn der Laufpartner an der Ecke steht zu warten. Wer ist aber nun ein „richtiger Laufpartner"? Der Laufpartner sollte das gleiche Lauftempo haben. Mit meinem Mann kann ich leider nur zusammen Starten, nicht zusammen laufen. Mit seinen langen Beinen ist er einfach zu schnell für mich. Gottseidank habe ich eine Freundin, die auch Lauf begeistert ist und mein Tempo hat. Sie sind Fit für das Laufen zu zweit, wenn Sie sich während des Laufens gut unterhalten können ohne aus der Puste zu kommen. So kann man nebenbei, mit dem Laufpartner, sich alles von der Seele reden. So können Sie sich den einen oder anderen Gang zum Psychiater sparen. Wenn Sie keinen passenden

Laufpartner haben, können Sie auch mit Ihrem Hund laufen. Der freut sich sicher über die zusätzliche Bewegung. Ansonsten kann ich Ihnen nur empfehlen, sich einem Lauftreff anzuschließen. Es gibt, sicherlich auch in Ihrer näheren Umgebung, zahlreiche Sportvereine mit einer Laufabteilung oder eigene Laufvereine. Dort können Sie auch, von Beginn an, die Lauftechnik richtig erlernen. Laufen in der Gruppe ist besonders motivierend und Leistungssteigernd. Gerade, wenn es in die dunklere Jahreszeit geht. In meiner näheren Umgebung gibt es verschiedene Lauftreffs die im Winter Themenläufe anbieten. Da ist für jeden Läufer etwas dabei, von fünf bis zwanzig Kilometer. Im Internet gibt es verschieden Plattformen, wo man seinen Laufpartner finden kann. Hier ein Beispiel: RUNNER'S World. Ich bin froh, dass ich jetzt auch einen Laufpartner habe. Das ist wirklich eine Bereicherung aber Anfangs auch eine Umstellung. Ideal ist es, eine gute Kombination zu schaffen. Einerseits Entspannung beim Laufen alleine und anderseits einen Motivationsschub und gute Gespräche zusammen mit dem Laufpartner.

Sie haben Ihr Ziel erreicht!

07.08.2015

Happy Birthday! Ich hab's geschafft. Die letzten Wochen sind wie im Flug vergangen. Nun ist der Tag der Abrechnung gekommen. Vor circa zehn Wochen hatte ich mich vor der Herausforderung gestellt, bis zu meinem Geburtstag fünf Kilo, nur durch mehr Bewegung abzunehmen und mindestens fünf Kilometer weit Laufen zu können. Es hat mich so manchen Schweißtropfen gekostet und anfänglich den einen oder anderen Muskelkater, besonders auf den Schienbeinen. Dank meiner Kämpfernatur und meiner Willenskraft habe ich, trotz Rückschläge nicht aufgegeben. Darum kann ich, zu Recht, stolz verkünden: Ich habe es tatsächlich

geschafft, ohne zu hungern und nur mit
mehr Bewegung, tatsächlich fünf Kilo
abzunehmen. Ich habe nicht nur
überflüssiges Fett verbrannt, sondern
wertvolle Muskeln aufgebaut. Meine Figur
hat sich komplett verändert. Meine Beine
sind sichtbar schlanker, die Haut ist straff
und der Hüftumfang hat sich auch
insgesamt um fünf Zentimeter verringert.
Ich fühle mich damit sehr wohl. Es ist
sehr befreiend, diesen Ballast nicht mehr
mit mir mitschleppen zu müssen. Und ich
glaube, für meine Füße und Knie, auch.
Nun muss ich erst einmal shoppen gehen
und mir neue Hosen kaufen, da diese
nun viel zu weit sind. Ein Nebeneffekt,
den ich gerne in Kauf nehme, da die
Speckröllchen am Bauch jetzt endlich
weg sind. Außerdem kann ich auch stolz
verkünden, dass ich es mit meinem
konsequenten Training geschafft habe

fünf Kilometer, in einem Stück, zu Laufen. Auch wenn mein ersten Jogging Kilometer sehr beschwerlich war. Aber als ich den ersten Kilometer „geknackt" hatte, lief es fast wie von ganz alleine. Besonders als die ersten Pfunde gepurzelt sind, hatte mich mein Ehrgeiz besonders gepackt. Irgendwann hat mein Körper angefangen, nach Joggen zu verlangen. Und ich muss sagen, dass ist ein schönes Gefühl. Ich freue mich, dass ich mein Experiment erfolgreich zu Ende gebracht habe. Mit dem Laufen ist für mich aber nicht Schluss. Wenn fünf Kilometer gehen, dann gehen auch bald zehn Kilometer. Und wer weiß, vielleicht werde ich irgendwann in auch an einem Halbmarathon teilnehmen können. Während ich mir die Laufschuhe anziehe und heute meinen Lauf genieße, lasse ich noch mal die letzten zehn Wochen

Revue passieren und wende mich dann

positiven Gedanken meiner Zukunft

entgegen.

Zum Schluss noch ein paar gutgemeinte Worte

Zum Abschluss möchte ich Ihnen noch ein paar gut gemeinte Worte, mit auf den Weg geben. Wenn Sie jetzt noch nicht angefangen haben sich aus Ihrer Komfortzone Sofa zu erheben und sich für mehr Bewegung in Ihrem Leben entschieden haben, dann ist jetzt der richtige Augenblick, damit anzufangen. Es ist nie zu spät, für sich und vor allen Dingen, für Ihre Gesundheit, damit anzufangen, etwas Gutes zu tun. Nur machen Sie es! Haben Sie in der Anfangsphase viel Geduld mit sich. Gut Ding will Weile haben und Rom wurde auch nicht an einem Tag erbaut. Lassen Sie sich nicht stressen und setze Sie sich nicht selber unter Druck, wenn Sie zu

Beginn nur ein paar Meter weit kommen. Geben Sie nicht auf! Nehmen Sie sich am Anfang nicht zu viel vor. Sie haben ein größeres Erfolgserlebnis, wenn Sie kleiner Etappenziele schaffen. Wichtig ist nur, dass Sie, wenn Sie mit dem Laufen beginnen, gesund sind und gegebenenfalls sich von einem Arzt durchchecken zu lassen. Wenn Sie erstmal das Laufen für sich entdeckt haben und es kein Halten mehr für Sie gibt, können Sie mit dem Lauftempo variieren, damit es nicht langweilig wird und Sie weiter eine Herausforderung haben. Wenn Sie eine Herausforderung brauchen, können Sie nicht nur mit verschiedenen Tempi variieren, sondern auch an der Laufstrecke und Ihrer Ausdauer. Dabei können Sie entspannt die Landschaft genießen, an der Sie vorbeilaufen und neue Gedanken,

Lösungen und Wege finden. Wenn Sie sich beim Laufen Ihren Gedanken hingeben, denken Sie immer an Ihre Sicherheit. Eine Bordsteinkante kann ganz schön tief sein, wenn Sie mit Ihren Gedanken woanders sind. Seien Sie achtsam und schauen Sie auf Autos und Fahrrädern. Wenn Sie auf einsamen Wegen unterwegs sind, nehmen Sie sich ein Handy mit und sagen Sie Ihren Mitmenschen Bescheid wo Sie laufen und wann Sie ungefähr zurück sind. Achten Sie auf sich. Hören Sie in sich hinein und hören auf Ihr Bauchgefühl. Machen Sie Dauerläufe nur, wenn Sie gesund sind. Kuscheln Sie sich mit einer Erkältung lieber in die Kissen auf Ihrem Sofa. Sie werden sehen, wenn Sie erstmal fünf, sechs Kilometer laufen können, können Sie nicht nur sehr stolz auf sich sein, sondern können auch nicht wieder aufhören. Wenn Sie so Ihre Ausdauer trainieren, können Sie auch Ihre Ziele erreichen. Dazu benötigen Sie auch Ausdauer und Durchhaltekraft. Die Hauptsache ist, Sie bringen mehr Bewegung in Ihr Leben. Wenn Sie sich nicht gleich zum Joggen aufraffen können, wie wäre es dann mit ausgedehnten Spaziergängen mit Ihrem Partner. Oder wie wäre es mit dem guten alten Sonntagsspaziergang mit der ganzen Familie. Das wäre doch schon mal ein Anfang.

Hier noch mal ein paar Gründe, warum Sie mit dem Laufen anfangen sollten:

- Mit dem Laufen verbrennen Sie, mit Ihrem mittelmäßigen Tempo, effektiv überflüssiges Fett.

- Wohlgefühl für Körper, Geist und Seele und ein positive Gefühl nachdem Sie Ihr Lauf Training absolviert haben.

- Laufen macht Ihren Kopf frei. Sie können bei Problemen Lösungen finden, Ihre aufgestauten Aggressionen oder einfache Ihre Überschüssigen Kräfte loswerden und in positive Energie umwandeln.

- Sie entschleunigen sich in dieser immer schneller werdenden Welt. Wenn Sie den ganzen Tag im Haus oder Büro eingesperrt sind, ist es eine Wohltat in der Abendluft die Natur zu genießen.

- Ihre Figur ändert sich, dass es auch anderen positiv auffällt. Sie nehmen ab und bekommen schöne Beine und einen knackigen Po.

- Beim Laufen kann man viele unterhaltsame Gespräche mit seinen Laufpartner führen oder einfach mal alles von der Seele reden.

- Laufen bringt Sie voran. Sie können vieles hinter sich lassen und den Blick nach vorne bringen.

- Durch Ausdauersport bekommen Sie eine höhere Körperspannung, dadurch haben Sie eine positive Ausstrahlung. Sie fühlen sich jünger fitter und dynamischer. Das bemerkt auch Ihr Umfeld.

- Durch regelmäßiges Laufen können Sie einen ruhigen und ausgeglichenen Schlaf.

- Laufen ist ein Low-Budget Sport. Sie benötigen wenig Equipment und können diesen Sport immer und überall machen

- Nichts macht mehr gute Laune als der Ausdauersport Laufen. Die Beliebtheit der Volksläufe lässt daran keinen Zweifel.

- Laufen macht Selbstbewusst. Das macht Sie im Beruf und im Leben erfolgreicher. Laufen sorgt für eine

bessere Durchblutung, daher
werden Sie Leistungsfähiger.

Die Liste könnte noch länger werden. Sie
werden noch vieles neues entdecken,
wenn Sie mit dem Laufen anfangen. Vor
allen Dingen ist es so einfach und leicht
wie sonst nicht möglich, Gewicht, gesund
zu reduzieren. Ihre Pfunde verlieren Sie,
sozusagen als netten Nebeneffekt.
Hungern oder andere einseitige
Zeitschriften- Diäten, sind nicht nötig.
Diese Diäten haben nur einen Effekt,
nämlich den sogenannten,
ungewünschten Jo-Jo-Effekt. Wenn Sie
regelmäßig Laufen, müssen Sie sogar
eine normale ausgewogene Ernährung
haben. Da dürfen Sie auch Kohlehydrate
oder hin und wieder ein kleines Eis oder
eine Hand voll Gummibärchen essen.
Wenn Sie ansonsten eine ausgewogene

Kost mit viel frischen Lebensmitteln zu sich nehmen, nehmen Sie trotzdem ab. Also nichts wie runter vom Sofa und rein in die Sportschuhe.

Ich bedanke mich sehr Herzlich bei Ihnen, dass Sie mich bis hierher begleitet haben und meinen Ratgeber gekauft haben. Es würde mich sehr freuen, wenn Ich Sie, mit diesem Ratgeber von der Jogging-Diät überzeugen konnte und Ihnen einen Impuls gegeben haben sollte, jetzt mit dem Laufen und damit für mehr Bewegung in Ihrem Leben, zu sorgen. Es würde mich freuen, wenn Sie mir von Ihren Lauf Erfragungen unter first.step@gmx.de berichten würden. Ich wünsche Ihnen einen guten Lauf und ganz viele neue Gedanken.

Herzlichst Ihre Martina Brunnert

Nachtrag

Am 12.September 2015 habe ich an meinen ersten Volkslauf teilgenommen. Beim 5km-Lauf, vom Sparda-Lauf 2015 bin ich von 337 Teilnehmern als 284ste ins Ziel eingelaufen. Es hat viel Spaß gemacht. Die Stimmung an solchen Volksläufen ist großartig. Ich war etwas erschöpft aber superglücklich und sehr stolz auf mich.

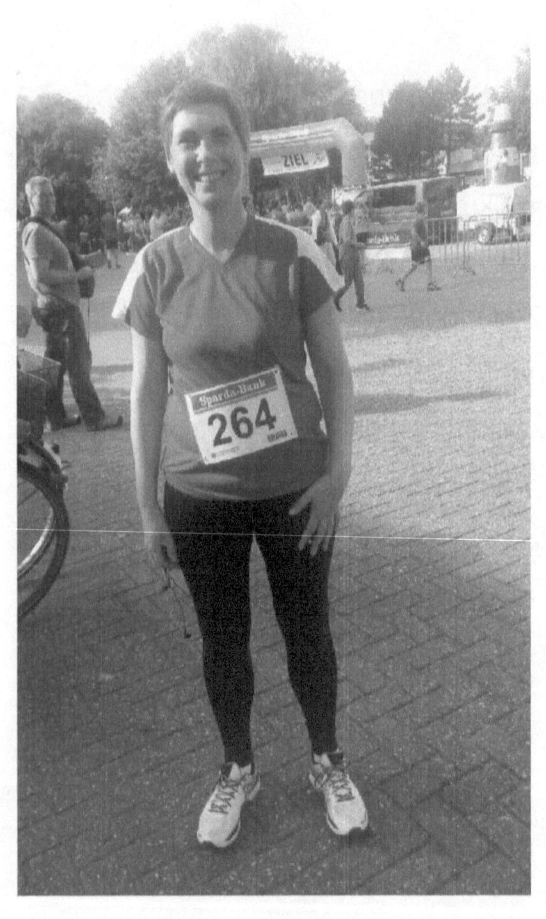

ZIEL
Sparda-Bank
264

Wenn Sie noch mehr lesen wollen, empfehle ich Ihnen folgendes Buch:

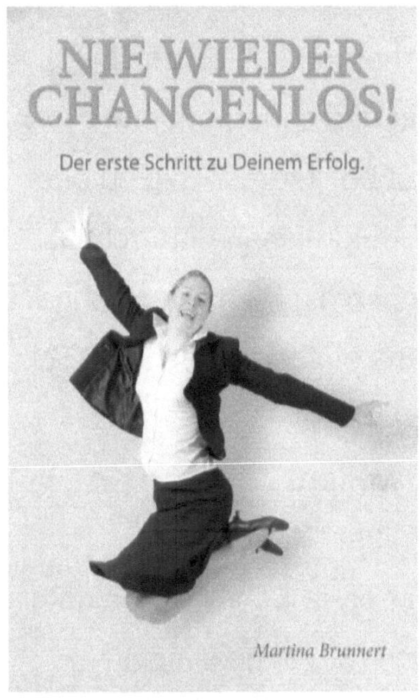

Nie wieder chancenlos!

Der erste Schritt zu deinem Erfolg

Jeder von uns hat Ziele, aber nur wenige erreichen sie auch!

Obwohl wir alles dazu haben, um

genauso erfolgreich zu sein wie jeder andere, nutzen wir unser Potenzial einfach nicht.

Krebsen lieber herum, suhlen uns in unserem Mitleid und sehen anderen voller Missgunst bei ihrem Erfolg zu oder beäugen den Erfolgreichen ehrfürchtig, wie das Kaninchen die Klapperschlange. Dabei ist es ganz einfach – auch für Dich, selber Erfolg zu haben.

Du musst nur wollen!

In diesem Ratgeber "Nie wieder chancenlos! Der erste Schritt zu Deinem Erfolg", zeige ich Dir einige simple Möglichkeiten, wie Du Deinen persönlichen Zielen näher kommst.

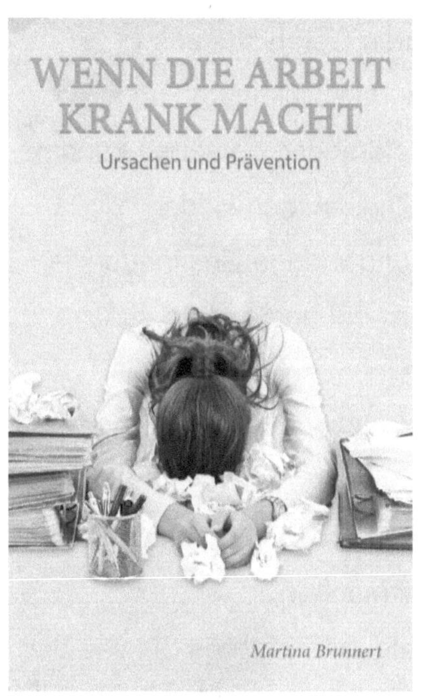

Wenn die Arbeit krank macht

Ursachen und Prävention

Wir arbeiten, um zu leben oder leben Sie, um zu arbeiten? Naja, jeder, wie er will. Auf jeden Fall sollte die Arbeit, die wir verrichten, Spaß machen und Freude bereiten. Am Ende des Tages sollten wir

mit einem guten Gefühl auf unser
Tageswerk zurückblicken und unseren
verdienten Feierabend genießen können.
Es gibt allerdings immer wieder
Hindernisse und widrige Umstände wie
Mobbing, Burn-out und andere unschöne
Begleiterscheinungen, die uns das
Arbeitsleben schwer machen. Denn wenn
irgendetwas am Arbeitsplatz oder bei der
Arbeit nicht mehr rund läuft, dann kann
uns das krankmachen.
In diesem Ratgeber erfahren Sie wie Sie
gesund bleiben und Beeinträchtigungen
erkennen, damit Sie einen schönen
Arbeitstag haben und Sie gesund durchs
Arbeitsleben kommen.